DE
L'ACCOUCHEMENT NATUREL, LENT

ET DU

MOYEN NON DANGEREUX DE L'ABRÉGER.

PAR

Le Dʳ P.-L. DE BOURROUSSE DE LAFFORE,

Médecin en chef de l'hospice impérial des Quinze-Vingts.

(Mémoire lu à l'Académie impériale de médecine, séance du 4 septembre 1860.)

PARIS

IMPRIMERIE A. HENRY NOBLET,

30, RUE DU BAC, 30.

1860

DE

L'ACCOUCHEMENT NATUREL, LENT

ET DU

MOYEN NON DANGEREUX DE L'ABRÉGER.[1]

INTRODUCTION.

Quand je rédigeais, au mois de mars dernier, le mémoire *des taches de la cornée et des moyens de les faire disparaître* (2), je me sentais peu à l'aise pour combattre les opinions unanimes des maîtres en oculistique relativement à cette classe si importante des lésions de l'œil. Le rôle de contradicteur m'embarrassait ; aussi ai-je longtemps

(1) Ce travail a été renvoyé à l'examen d'une commission composée de MM. P. Dubois, Depaul et Danyau, *rapporteur.*

Je sais trop combien les exigences d'une très-nombreuse clientèle laissent, au si compétent rapporteur, de rares et courts loisirs, pour oser espérer qu'elles lui permettent de trouver le temps nécessaire pour exprimer et motiver son jugement sur des questions théoriques. Craignant donc que, malgré toute la bonne volonté du savant académicien, son rapport ne se fasse très-longtemps attendre, et, d'un autre côté, persuadé que mon travail donnera aux praticiens un moyen de soustraire chaque jour des mères et des enfants aux longues douleurs et parfois aux graves dangers de la parturition, je me décide, un sentiment d'humanité m'en faisant le devoir, à publier ce mémoire sans plus tarder, bien que j'éprouve le vif regret de ne pouvoir le faire suivre de la juste appréciation scientifique qui en établirait officiellement le genre de valeur.

(2) Brochure in-8°, Paris 1860, au bureau du *Moniteur des sciences*, quai de l'Horloge, 21. Voir, d'ailleurs, les nᵒˢ de ce journal des 24, 27, 29 et 31 mars 1860.

— 4 —

hésité à le prendre, bien que mes observations de tous les jours me démontrassent la nécessité de le faire (1).

En écrivant aujourd'hui sur le mécanisme de l'accouchement naturel et sur les moyens d'abréger considérablement la durée du travail dans ce cas, sans employer ni instruments ni remèdes, je suis, et pour un motif absolument semblable, dans le même embarras que j'éprouvais en faisant mon travail sur les taches de la cornée.

En effet, à l'égard de cette importante question d'obstétrique, on trouve chez les accoucheurs une unanimité d'opinions non moins complète que celle qu'il y a chez les oculistes relativement au leucome et à l'albugo anciens. Ainsi, la description du mécanisme de l'accouchement naturel est identiquement la même dans tous les traités ou manuels d'obstétrique, et, comme conséquence, le rôle assigné à l'accoucheur ou à la sage-femme, pendant le travail, ne diffère en rien dans ces divers ouvrages : c'est toujours un accouchement, qui se termine plus ou moins vite par les seuls efforts de l'organisme, et cet état passif des gens de l'art, restant tranquilles spectateurs des plus atroces, souvent des plus longues souffrances, et bornant leur

(1) Ce que la science dit et ce que l'expérience m'apprenait à cet égard étaient en complet désaccord : « *Si l'albugo est complet et nullement accompagné d'inflammation, il faut l'abandonner, comme n'étant pas susceptible d'être guéri par les secours de l'art.* » (Wenzel, *Manuel de l'oculiste*, t. I, p. 20.) « *Le leucoma est incurable, et il présente, pour le reste de la vie du sujet, une tache plus ou moins opaque.* » (Demours, *Précis théorique et pratique sur les maladies des yeux*, in-8°, p. 315.) « *Les taches qui sont légères et récentes peuvent seules être attaquées avec chance de succès.* » (M. Velpeau, *Man. prat. des mal. des yeux*, leçons clin. faites à l'hôp. de la Char. G. Jeanselme, p. 251.) « *Le crayon de nitrate d'argent ne guérit que les taches récentes ou superficielles, il est inutile et même dangereux d'en faire usage pour combattre les taches anciennes ou profondes,* » avaient dit nos maîtres. « *Le crayon de nitrate d'argent guérit également les taches anciennes ou profondes de la cornée, il peut être employé sans inconvénients dans un grand nombre de cas et pendant un temps fort long,* » leur répondait tous les jours l'expérience. Après le long combat que se livrèrent dans mon cerveau le respect de la parole du maître et l'amour de la vérité, sentiments qui, cette fois, me tiraient en sens contraire, je cédai à mon penchant pour le vrai ; j'allai où je crus le voir et je publiai le résultat de mes observations.

En ce moment, une commission académique est nommée pour examiner mon traitement des taches de la cornée. Cette commission a vu et classé, par degré d'incurabilité, des malades que je me propose et que *je suis certain de guérir*, bien que plusieurs d'entre eux aient pour pronostic *écrit et signé: Incurable*.

action à consoler, attendre et soutenir le périnée dans les moments ultimes, qui n'arrivent quelquefois qu'après trois ou quatre jours de très-vives et de trop dangereuses douleurs.

Vraiment, dans l'accouchement naturel, le résultat final de notre intervention, d'après les auteurs, n'est ni très-heureux pour la mère et l'enfant, ni très-flatteur pour le médecin. Comme l'accouchement naturel a lieu dix-neuf fois sur vingt, on peut apprécier dans quelle proportion nous rendons des services en obstétrique, et quelle dose de satisfaction d'amour-propre notre rôle, dans cette branche de l'art de guérir, doit nous procurer.

« Dans le plus grand nombre de cas, dit M. H. Chailly (1), l'accouchement n'est qu'une fonction naturelle que les ressources de l'organisme suffisent à accomplir. L'accoucheur n'est, le plus souvent, que *simple spectateur* de l'accouchement. »

Si, cependant, il était vrai que l'accouchement naturel est fort souvent retardé par une cause non signalée dans les traités d'obstétrique, et qu'on peut, sans remèdes ni instruments ou manœuvres obstétricales employées, faire, sans péril, aisément disparaître cette cause de retard, qui est, pour la mère et l'enfant, une constante occasion de dangers et de souffrances, il serait, je crois, utile d'indiquer ce genre d'obstacle et de donner le moyen de le lever. C'est le double but de ce travail, dont la publication n'a été que trop retardée par le regret de heurter des opinions universellement admises.

Mais, si j'ai différé jusqu'à ce jour de publier mes idées sur ce sujet, depuis longtemps j'ai pris soin de les faire connaître, en les communiquant soit à des sociétés médicales, soit en particulier à des médecins et à des sages-femmes. Ainsi, en 1851, M. le ministre de l'instruction publique m'ayant chargé de faire un cours d'accouchements aux élèves sages-femmes dans le département de Lot-et-Garonne, j'eus, dans ce cours, qui dura deux années, de fréquentes occasions d'enseigner à mes élèves une nouvelle manœuvre qui a pour résultat de diminuer beaucoup la durée et les dangers de l'accouchement naturel. En 1855, rentré à Paris depuis deux ans, j'exécutai, devant la Société médicale du XIIᵉ arrondissement (Panthéon), la même manœuvre avec un bassin et une tête de fœtus, que j'avais apportés à la séance pour cette démonstration. Le président de la so-

(1) *Traité pratique de l'art des accouchements*, 3ᵉ éd. 1853. p. 400.

dicté, M. le docteur Martin-Magron, après avoir entendu cet exposé, me dit : « J'ai, sans trop savoir ce que je faisais, employé le procédé que vous mettez en usage ; j'ai vu alors le travail se terminer rapidement, mais je n'ai pu m'en expliquer le motif. » M. le docteur P.-L.-B. Caffe, à qui j'ai parlé de cette manœuvre, m'a dit exactement les mêmes choses que M. le docteur Martin-Magron. Depuis bien des années, mon ancien collègue et savant ami M. H. de Castelnau, et beaucoup d'autres docteurs, m'ont entendu faire l'exposé de cette manœuvre, que je ne manque jamais d'expliquer aux sages-femmes, après l'avoir exécutée devant elles, et avoir ainsi terminé *en quelques minutes*, à leur grande surprise, un accouchement qui, depuis *trente-six ou quarante-huit heures*, ne faisait, me disaient-elles, que d'imperceptibles progrès.

Je n'ai donc cessé, depuis dix ans, d'indiquer et de montrer ce qu'il y avait à faire pour abréger sans danger la durée du travail dans l'accouchement naturel. A tout ce que j'ai dit et fait sous ce rapport je viens ajouter la publication, ayant, je le répète, trop redouté jusqu'à ce jour les inconvénients qu'il peut y avoir à combattre des opinions généralement acceptées.

Pour bien faire comprendre comment on peut abréger la durée du travail dans l'accouchement naturel, et mieux aider la femme qu'on ne le fait aujourd'hui, je dirai d'abord ce qu'il y a, sur cette question, dans les traités d'obstétrique ; j'indiquerai ensuite ce que, à mon avis, il devrait y avoir.

CHAPITRE Ier.

Mécanisme de l'accouchement naturel et soins à donner à la femme pendant le travail, d'après les traités d'accouchement.

Les auteurs appellent *naturel* ou *spontané* l'accouchement dans lequel l'expulsion du fœtus s'opère sous l'influence des *seuls* efforts de l'organisme (présentation du sommet, de la face, du siége, des pieds), et *artificiel* ou *laborieux* celui dans lequel la nature, impuissante, a besoin de l'intervention de l'art (présentation des épaules).

Voilà une division bien nette, qui indique déjà le rôle de l'accoucheur dans ces deux catégories de cas. Ainsi, *rien ou presque rien à faire dans la première, tout ou beaucoup à faire dans la deuxième.*

La règle de conduite est donnée. Est-elle bonne ? C'est ce que nous examinerons plus loin. Voyons d'abord les conséquences d'une semblable définition des accouchements.

1° Puisque, dans l'accouchement naturel, *l'expulsion du fœtus s'opère par les seuls efforts de l'organisme, intervenir dans ce cas est une grande faute,* disent les auteurs, *parce que c'est inutile, d'abord,* et, de plus, parce qu'on s'expose ainsi à diminuer ou même à paralyser complétement les forces expulsives suffisantes que la femme possède. Conséquemment, l'accoucheur ou la sage-femme doit se borner à s'assurer, « et pendant la douleur et pendant l'intervalle des douleurs, des progrès de la tête dans l'excavation. *Toutefois, cette exploration ne doit être faite que le plus rarement possible,* et seulement alors que l'intérêt de la femme l'exige (1). » Voilà où conduit le principe posé.

Si le travail se prolonge, s'il dure, sans résultat, deux, trois, quatre, dix, douze jours (j'ai vu d'habiles accoucheurs passer autant de temps près de femmes en travail sans les aider), *il faut encore rester inactif et tout attendre des efforts que la nature fait pour expulser le fœtus.* Ce n'est que lorsque la mère ou l'enfant courent un imminent danger que l'accoucheur doit intervenir et terminer l'accouchement par une version, une application de forceps ou toute autre manœuvre obstétricale.

Telles sont les règles établies par les auteurs, et auxquelles tout médecin ou sage-femme se garderait bien de ne pas se strictement conformer.

Les gens de l'art attendent donc indéfiniment, et sans aider la femme, la terminaison de l'accouchement naturel, si un danger sérieux, l'hémorrhagie, l'éclampsie, la chute du cordon, etc., ne devient pas manifeste ; comme si des dangers sérieux pour la mère et pour l'enfant ne pouvaient pas exister sans que l'accoucheur en ait conscience ! Qu'est-ce qui indique l'imminence d'une rupture du vagin ou du corps de l'utérus ? La compression trop prolongée du vagin ou du col, compression qui bientôt produira le sphacèle de ces parties molles, la destruction plus ou moins complète du col, des fistules recto ou vésico-vaginales, etc. Comment savoir le moment précis où l'asphyxie du fœtus deviendra mortelle si elle se prolonge encore

______

(1) P. Cazeaux, *Traité théorique et pratique des accouchements,* 6e éd. 1858. p. 485.

quelques minutes, etc., etc. ? Autant de dangers réels et cependant à peu près inappréciables pour l'accoucheur le plus attentif, à plus forte raison pour une sage-femme.

Donc, attendre que l'accouchement naturel se termine par les seuls efforts de l'organisme est une pratique qui, *à l'insu même de l'accoucheur*, peut devenir funeste pour la mère ou pour l'enfant. Il serait, par conséquent, fort utile de pouvoir abréger ces périlleuses lenteurs.

Pour atteindre ce but, on a aujourd'hui recours à l'emploi de médicaments : seigle ergoté, etc., ou des manœuvres obstétricales suivantes : forceps, version, dilatation du col, décollement du placenta, rupture des membranes, emploi qui a lui-même ses grands dangers (1).

(1) Si Chamberlen, qui, dans le milieu du xvii* siècle, inventa le forceps, et Smellie et Levret, qui, en Angleterre et en France, le perfectionnèrent plus tard, ont cru pouvoir avec lui terminer, presque sans danger, tous les accouchements ; Baudelocque, en France, et Boër, en Allemagne, ont montré les graves inconvénients qu'a l'emploi de cet instrument, et les déplorables abus qu'on en a faits. Frappés des dangers de cette sorte de manie d'intervention incessante, ces maîtres se sont, avec Morgagni et plusieurs autres, mis à la tête d'une nouvelle école, *école de la temporisation*, qui soutient que, *tout étant d'ordinaire disposé pour la plus grande facilité de l'accouchement*, il faut, toutes les fois qu'aucune circonstance ne réclame pas impérieusement les secours de l'art, abandonner le travail aux seuls efforts de la nature, *à qui l'accoucheur ne saurait vouloir, mal à propos, se substituer*.

Mais, à côté de cette école *organicienne*, pour ainsi dire, qui confie tout le travail à l'organisme, école qui compte de très-nombreux adeptes parmi les accoucheurs modernes, les accoucheurs français surtout, existe toujours la vieille école d'intervention incessante, fondée par les Chamberlen, Levret Smellie, etc. Les plus célèbres représentants modernes de cette ancienne école sont MM. Burns, de Glascow ; Breen et Beatty, de Dublin ; Riecke, du Wurtemberg ; Nægèle, de Heidelberg ; Jœrg, de Leipzig ; Carus, de Dresde ; Osiander, de Gœttingen, etc.

« Pour excuser leur conduite et repousser la temporisation (disent MM. Péreira et Lasserre, dans leur excellent Mémoire (a), auquel j'emprunte beaucoup de détails de cette note), les partisans de l'intervention allèguent l'influence pernicieuse qu'exerce la lenteur du travail sur la vie des mères et des enfants. Le professeur Burns, à leur tête, soutient chaudement cette thèse, et énumère longuement les graves conséquences de la temporisation. Il avance que l'utérus s'affaiblit par degrés, qu'il finit par perdre sa faculté contractile, et qu'une hémorrhagie est à craindre après la terminaison du travail ; que les suites de couches sont plus

(a) *De l'abus des manœuvres obstétricales*, des accidents auxquels elles peuvent donner lieu, et des avantages de la temporisation dans la pratique des accouchements. (*Arch. génér. de méd.*, quatrième série, t. 1. Labé. 1843, p. 146, 147 et 148.)

Je montrerai plus loin qu'on peut presque toujours arriver au même résultat à l'aide d'une manœuvre obstétricale, offrant à peu près tous les avantages de celles auxquelles on a généralement recours, et n'en ayant aucun des inconvénients, ce qui permet d'en faire, sans danger, immédiatement usage.

2° Une deuxième conséquence de la définition de l'accouchement naturel donnée par les auteurs, conséquence théorique qui conduit forcément à celle que nous venons d'examiner, laquelle est essentiellement pratique, c'est que cet accouchement doit se faire dans de telles conditions, que l'organisme n'ait aucun obstacle sérieux à surmonter. Et, comme démonstration de cette vérité scolastique, les auteurs, ayant imaginé de diviser la durée du travail dans ce cas, à raison des divers points que le sommet doit franchir pour arriver à l'extérieur,

---

pénibles et les maladies inflammatoires de la matrice et du péritoine formidables; que les parties molles, longtemps comprimées, finissent par s'enflammer et se tuméfier, ce qui ajoute non-seulement à la difficulté de l'expulsion, mais aussi au danger de la gangrène, sans parler du risque de périr que court l'enfant, non-seulement à cause de la compression du cerveau, mais la pression continuelle de la matrice après l'évacuation des eaux, qui interrompt l'accomplissement régulier de la circulation (b). « Quelques-uns de ces dangers sont réels (ajoutent MM. Péreira et Lasserre, grands partisans de la temporisation), mais ils sont singulièrement exagérés, et d'ailleurs ils n'affaiblissent en rien ceux qui suivent les manœuvres obstétricales. Il s'agit donc tout simplement de les comparer entre eux, et de s'attacher au résultat définitif. Nous commencerons, continuent-ils, par prendre les mêmes chiffres dont se sert

(b) La lenteur de l'accouchement aggrave non-seulement les troubles fonctionnels de la première période du travail : anxiété, abattement, craintes, inquiétude, inappétence, irritabilité, pleurs, désespoir, mais encore ceux de la deuxième période : accélération du pouls, fièvre, chaleur, transpiration, face rouge, violacée, sueurs abondantes, quelquefois peau sèche et brûlante, vomissements bilieux, tremblement violent, agitation, dérangement des facultés, actes de violence, tremblement convulsif des membres, fixité du regard, décomposition des traits, cris, lamentations, désir de mort manifesté par la mère qui supplie qu'on la tue ou qu'on mette immédiatement fin à ses souffrances; « délire extravagant, folie qui fait que les médecins légistes ont pu trouver, dans ce trouble momentané de l'intelligence, l'explication d'infanticides que toutes les autres circonstances laissaient inintelligibles... Ces troubles dans les facultés intellectuelles et affectives sont, en général, de courte durée et offrent peu de danger ; mais parfois l'organisme est tellement ébranlé, que la vie s'éteint subitement, soit pendant le travail, soit peu de temps après l'accouchement. » (M. Cazeaux, *loc. cit.*, p. 405.) Davis et Denman ont rapporté des exemples de ce genre. La lenteur de l'accouchement peut aussi être l'occasion de la rupture d'un des points des organes de la respiration, de l'emphysème du visage, du cou et de la partie supérieure de la poitrine, accidents notés par plusieurs médecins (Martin de Lyon). « Dans un cas plus grave, signalé par M. Depaul, la mort a paru être la conséquence d'un double emphysème pulmonaire survenu subitement pendant les efforts d'expulsion que nécessita un travail *long* et des plus pénibles. Après comme pendant l'accouchement, l'influence fatale du travail sur le système nerveux de la mère ne peut être méconnue, et je crois, avec Churchill, qu'elle

en cinq temps principaux : *A temps de flexion*, *B temps de descente*, *C temps de rotation*, *D temps d'extension*, *E temps de rotation extérieure*, ont cherché à prouver qu'en effet dans ces différentes périodes *rien ne s'opposait sérieusement à la marche du travail* : de là le conseil, l'ordre même, la théorie, comme je l'ai dit plus haut, commandant la pratique, *de ne jamais intervenir dans l'accouchement naturel*, à moins d'imminent danger pour la femme ou pour le fœtus.

Cependant, et les accoucheurs ne le savent que trop, l'accouchement naturel lui-même a ses lenteurs, donc ses obstacles. Mais les auteurs, ici fidèles jusqu'au bout à leur principe, déclarent que les forces expulsives ont, dans ce cas, « une prédominance très-marquée

Burns pour soutenir son opinion ; ils sont empruntés au docteur Breen, et roulent sur des cas observés à l'hôpital de Dublin. En cinquante-sept ans, 78,004 femmes vinrent y accoucher ; il en périt 1 sur 92, et 1 enfant sur 18 ; la perte fut un peu moindre dans les accouchements naturels, car celle des accouchements artificiels s'y trouve jointe et vient la grossir. Chez les femmes qui étaient en travail de leur premier enfant depuis trente heures jusqu'à quarante, 1 sur 34 périt, et 1 enfant sur 5 était mort-né. Lorsque le travail s'est prolongé depuis quarante heures jusqu'à cinquante chez les femmes qui n'avaient pas eu encore d'enfants, 1 sur 13 mourut, et la proportion des en-

consiste dans un ébranlement plus ou moins considérable du système céphalo-rachidien. » (M. Cazeaux, *loc. cit.*, p. 406.) Ebranlement nerveux des grandes blessures ou brûlures, état de collapsus, prostration et mort, sans que l'autopsie vienne rien apprendre. Cet état peut se montrer immédiatement après la délivrance, et quelquefois après un temps assez long, pendant lequel le malade se dit bien portant.

La lenteur de l'accouchement n'est pas moins nuisible à l'enfant qu'à la mère. « Toutes choses étant égales d'ailleurs, la mortalité des enfants mâles est beaucoup plus considérable que celle des petites filles, ce qui tient, ainsi que nous l'avons fait remarquer plus haut, au volume plus considérable des premiers, *et à la durée relative du travail qui en est la conséquence ; et que la lenteur excessive du travail, qui devient si souvent alors une cause de mort pour le fœtus*, n'exerce, en effet, cette fâcheuse influence qu'autant qu'elle porte sur la seconde période, ou période d'expulsion. Jusqu'au moment de la rupture des membranes, et même jusqu'au moment où la dilatation est complète, pour peu qu'il reste encore une certaine quantité d'eau dans l'utérus, le travail peut se prolonger indéfiniment sans que le fœtus en souffre. » (M. Cazeaux, *loc. cit.*, p. 407 et 408.) « Si la première période peut se prolonger sans danger, la seconde, au contraire, ne peut dépasser certaines limites sans compromettre beaucoup la santé de la mère et souvent la vie de l'enfant. Celui-ci succombe au moins une fois sur quatre quand la tête séjourne dans l'excavation plus de *sept à huit heures* après la dilatation complète et la rupture de la poche des eaux, tandis qu'il résiste presque toujours alors même que la première période se prolonge quarante, cinquante, soixante heures et plus... Lorsque la période d'expulsion se prolonge au delà de dix à douze heures, on voit, en général, la douleur devenir irrégulière à la fois dans ses retours et dans son intensité, bien qu'elle soit quelquefois plus intense et plus fréquente, elle est en réalité moins efficace, à tel point qu'il semble que le fœtus rétrograde au lieu d'avancer ; en un mot, il y a des douleurs, mais il n'y a pas de contraction expulsive. » (M. Cazeaux, *loc. cit.*, p. 528.)

sur les obstacles naturels qu'elles ont à vaincre (1), » et, par suite, ils persistent à défendre, même dans ces accouchements *lents* et *pénibles*, toute intervention de l'accoucheur. Il vaut mieux, même dans ces circonstances, attendre qu'agir ; telle est leur doctrine professée sur ce point.

Les auteurs ont embrassé cette doctrine si sévère de la temporisation, moins parce qu'ils ne s'inquiètent nullement de la lenteur des accouchements naturels, que parce qu'ils regardent comme encore plus dangereux que cette lenteur l'emploi de toute manœuvre obstétricale employée. S'ils avaient un moyen d'abréger le travail sans faire courir de risque à la mère ni à l'enfant, ils l'utiliseraient bien certai-

fants morts-nés fut de 1 à 3 1/3. Lorsque le travail a duré de cinquante à soixante heures, la onzième partie des femmes succomba, et lorsqu'on arrive à la durée de soixante-dix heures, on trouve 1/8ᵉ qui périt, et presque la moitié des enfants. Cette statistique prouve, en effet, péremptoirement, que la mortalité augmente en proportion de la longueur du travail. Mais au lieu de comparer cette mortalité à celle des accouchements réguliers, comparons-la à celle des accouchements terminés par les instruments, et Burns lui-même se charge de nous apprendre que le docteur Breen a perdu 18 femmes sur 44 chez lesquelles il employa les instruments. L'accoucheur écossais n'est-il pas battu sur son terrain avec ses propr s armes? Et en prenant pour terme de comparaison même le acouchements de soixante-dix heures, n'avons-nous pas à opposer à la mortalité de 1 sur 8 celle de 1 sur sur 3? »

On voit que la méthode de *l'intervention* et celle de *la temporisation* n'ont pas, dans les statistiques citées, donné de bien avantageux résultats, et que les champions des deux camps ont à peu près également raison de blâmer la pratique de leurs adversaires.

Voulant donner, pour ainsi dire, le *coup de grâce* aux partisans de l'intervention, MM. Péreira et Lasserre écrivent (*a*) : « Il existe, du reste, depuis longtemps dans la science, bien des observations qui prouvent tous les dangers inséparables de l'application du forceps et de la version, mais ils frappent peu l'esprit malgré leur gravité, parce qu'on s'est habitué à considérer comme dans un état désespéré les malheureuses sur lesquelles sont pratiquées ces opérations, et qu'on s'enorgueillit alors des moindres succès, sans s'affecter des revers. » Ils ajoutent: « Cette gravité, que nous admettons volontiers avec tous les auteurs, dans les hémorrhagies utérines, les convulsions, les présentations de l'épaule, nous les repoussons formellement pour les cas de lenteur du travail, dans lesquels cependant d'habiles accoucheurs interviennent si souvent. »

Sur 170 cas d'application de forceps observés en 18 ans à la Maternité par madame Lachapelle, 89 fois le forceps a été appliqué pour cause *d'inertie de l'utérus*, 8 fois pour mauvaise position du sommet.

« Dans la statistique du docteur Riecke (*b*), sur 1,000 applications de for-

(1) J. Jacquemier, *Manuel des accouchements*, t. I, p. 542.

(*a*) *Loc. cit.*, p. 22 et 23.

(*b*) Péreira et Lasserre, *loc. cit.*, p. 151.

nement et le considéreraient comme une heureuse découverte.

Or, ce moyen hâtif et non dangereux de terminer l'accouchement naturel dans le plus grand nombre des cas sera indiqué dans le chapitre suivant, dans lequel je ferai également comprendre pourquoi les auteurs modernes n'en parlent pas.

CHAPITRE II.

Moyen non dangereux d'abréger considérablement la durée du travail dans l'accouchement naturel, sans employer ni remèdes ni manœuvres obstétricales usitées.

Examinons d'abord quelles sont, dans l'accouchement naturel, les causes de retard du travail signalées par les auteurs ; indiquons ensuite celle dont ils ne parlent pas, et qui, à notre avis, est la plus sé-

ceps, on en compte 200 pour cause de contractions anormales de l'utérus, 412 pour défaut de proportion entre la tête de l'enfant et le bassin, et 202 pour position vicieuse de la tête ; nous négligeons les autres indications, parce qu'il n'y a qu'une opinion sur la nécessité d'intervenir dans ces circonstances. Pendant les 8 premiers mois de l'année 1841 il y eut à la Maternité de Paris 16 applications de forceps, dont 12 pour lenteur du travail et mauvaise position de la tête. D'après ces différentes statistiques, on voit que la lenteur du travail et a mauvaise position de la tête forment la plus grande proportion des accouchements dans lesquels on intervient, et cette proportion augmente encore beaucoup si l'on considère que le plus grand nombre des cas notés par M. Riecke comme des exemples de disproportion entre le volume de la tête du fœtus et les diamètres du bassin doivent être attribués à la lenteur du travail. Voyons maintenant ce qu'on entend par ces mots de *lenteur du travail*, position vicieuse de la tête. » Ici MM. Péreira et Lasserre cherchent à prouver que, faute de bien tenir compte des deux périodes de l'accouchement, période de dilatation du col, période d'expulsion, souvent on croit à une lenteur et on applique le forceps inutilement. En effet, la première période n'est pas dangereuse, elle peut donc se prolonger sans inconvénient, et, par suite, sans constituer une lenteur du travail nécessitant une application de forceps ou toute autre manœuvre obstétricale. La même faute est commise, disent-ils, pour les positions vicieuses de la tête, qui se réduiraient seules si l'on attendait les progrès de l'accouchement, mais qui déterminent les accoucheurs à appliquer le forceps, avant même qu'il y ait un véritable temps d'arrêt dans le travail.

Il résulte de toutes ces accusations réciproques que se renvoient avec raison les différents accoucheurs, la preuve irrécusable que le système de la *temporisation*, aussi bien que celui de *l'intervention par les moyens usités, causent de très-grands malheurs et font beaucoup de victimes*. Donc, si l'on parvenait, à l'aide d'une manœuvre inoffensive, à terminer l'accouchement naturel, c'est-à-dire 95 fois sur 100 accouchements, sans s'exposer aux dangers des instruments ou des manœuvres obstétricales employées, ni à ceux de la temporisation, un nouveau et inappréciable progrès scientifique serait fait.

rieuse ; après, nous donnerons le moyen, facile et non dangereux, de la faire disparaître.

Ces causes peuvent être divisées en deux catégories : *A*. Celles qui existent dans tous les cas, ou *normales* ; *B*. Celles qui se montrent seulement dans quelques cas, ou *accidentelles*.

A. — *Les causes normales* sont, dit M. Cazeaux (1) : « les résistances, soit de la part du col, qui n'est pas encore suffisamment dilaté, soit de la part du détroit supérieur ou des parois de l'excavation », résistances qui ont pour résultat de fléchir la tête du fœtus sur le devant de la poitrine et « *de placer*, ajoute le même auteur (2), *la tête du fœtus dans la position la plus favorable à son passage, en la forçant à offrir ses plus petits diamètres aux diamètres du bassin*, » ce qui permet alors à la contraction utérine de faire plonger dans l'excavation la tête, qui arrive ainsi jusqu'au plancher du bassin. Ce plancher lui-même est un obstacle, mais qui sert à faire exécuter à la tête un mouvement de rotation conduisant l'occiput derrière la symphyse du pubis.

« Poussé par des contractions énergiques, continue M. Cazeaux (3), le sommet déprime les parois molles du périnée, les distend par degrés et parvient à convertir le plancher du bassin en une portion de canal qui prolonge, en bas et en arrière, la paroi postérieure du bassin ; pendant ce temps se complète le mouvement de rotation. »

Donc, ces *causes normales* de retard du travail, ces résistances de la première catégorie, que le sommet rencontre, et qui retardent sa sortie du bassin, ne sont, d'après les auteurs, que *favorables* à l'accouchement, puisqu'elles servent uniquement à mettre et à maintenir la tête du fœtus *dans une position telle qu'elle offre ses plus petits diamètres aux diamètres du bassin*. Loin de nuire à l'accouchement, elles lui sont *utiles*. Il n'y a donc pas, toujours d'après les auteurs, à s'en occuper, *tout ici étant disposé pour la plus grande facilité du travail*.

B. — Les *causes accidentelles* de retard du travail, causes de la deuxième catégorie, celles qui se montrent dans quelques cas, les

(1) *Loc. cit.*, p. 424.
(2) *Loc. cit.*, p. 424 et 425.
(3) *Loc. cit.*, p. 425.

seules que les auteurs considèrent comme *défavorables* à l'accouchement, sont : 1° la faiblesse des contractions utérines, faiblesse pro-
duite par l'épuisement des forces, la pléthore, les impressions mo-
rales, la mort du fœtus, la distension extrême de la matrice, etc.;
2° la résistance des membranes ; 3° la rigidité du col, son obliquité,
son agglutination ; 4° la résistance extrême du périnée ; 5° les vices
de conformation du bassin et du produit ; 6° les mauvaises présentations ; 7° les contractions irrégulières ou pathologiques ; 8° les obliquités, le rhumatisme, la hernie, le prolapsus de l'utérus ; 9° la sen-
sibilité des organes ; 10° le vomissement, la syncope, les crampes, etc.

Quant aux variétés de position (positions inclinées), variétés parié-
tales, antérieures et postérieures, variétés frontales, variétés occipi-
tales, les auteurs ne les considèrent pas comme des obstacles devant,
par eux-mêmes, empêcher la terminaison du travail ni nécessiter
l'intervention de l'art. Voici comment s'exprime, à cet égard,
M. H. Chailly (1) : « En résumé, toutes les variétés de présentation
du sommet doivent permettre tôt ou tard l'engagement de la tête, soit
en se redressant, soit en s'engageant inclinées ; quand cela n'aura pas
lieu, on devra presque toujours en accuser une cause étrangère, telle
que l'inclinaison de l'utérus, l'insuffisance des contractions et surtout
une disproportion notable entre le volume de la tête et les dimensions
du détroit supérieur. »

Voici ce qu'en dit M. Cazeaux (2) : « Nous avons désigné sous le
nom de présentations inclinées ou irrégulières du sommet, celles dans
lesquelles la suture sagittale, au lieu d'être placée à peu près suivant
la direction de l'axe du détroit supérieur, regardait en avant ou en
arrière du bassin, ou bien celles dans lesquelles la flexion incomplète
ou exagérée de la tête plaçait le front ou l'occiput au centre du détroit.
Baudelocque et son école avaient fait de ces circonstances autant de
présentations distinctes, qu'ils appelaient présentations du côté ou de
l'oreille, du front et de l'occiput. A l'exemple de Mme Lachapelle, de
MM. Nægèle, Stolz et P. Dubois, nous les ferons rentrer dans les
présentations du sommet. *Presque jamais*, en effet, *elles n'entravent
la marche du travail*, et c'est à peine si elles en modifient le mécanisme. »

Ainsi donc, les auteurs pensent que, dans l'accouchement naturel,

(1) *Loc. cit.*, p. 502.
(2) *Loc. cit.*, p. 435.

le détroit supérieur et les parois de l'excavation n'opposent au passage de la tête du fœtus que des résistances momentanées, et même *utiles à la rapidité du travail* ; ils croient que la lenteur de celui-ci est due aux parties molles dont les contractions sont trop faibles ou les résistances trop fortes.

Je vais, dans le paragraphe suivant, chercher à démontrer que, dans l'immense majorité des cas, *la lenteur du travail tient à ce que la symphyse du pubis oppose à la descente de l'occiput un obstacle sérieux et quelquefois insurmontable.*

§ II. — Cause la plus sérieuse de retard du travail non signalée par les auteurs.

A. — Si, en dehors de tout calcul mathématique (nous viendrons à ceux-là plus loin), on examine tout simplement, à vue d'œil, pour ainsi dire, la position des parties de la mère et de l'enfant chez la femme en travail, qui est habituellement couchée dans ou sur un lit, on peut reconnaître :

1° Que la colonne vertébrale de la mère est parallèle à la surface du lit, par conséquent horizontale ; 2° que le détroit supérieur, c'est-à-dire l'entrée du petit bassin, loin d'être perpendiculaire à cette ligne horizontale, la prolonge presque ; 3° que l'utérus est couché sur cette ligne horizontale, et arrive sur le détroit supérieur presque parallèlement à ce détroit ; 4° que, par conséquent, il tend plus à suivre ce bord qu'à s'engager dans l'excavation, dont l'axe forme, avec la ligne horizontale suivie par l'utérus, un angle à peu près droit.

D'un autre côté, on sait que l'enfant, qui est alors couché dans la matrice, et qui est, comme ce viscère, dans une position horizontale, ou à peu près horizontale pendant le travail, a, dans la très-grande majorité des cas, l'occiput, c'est-à-dire la portion la plus saillante de la tête qui se présente la première, tournée en avant.

Avec ces données, est-il difficile de comprendre que la tête du fœtus, suivant une ligne horizontale ou presque horizontale, formée par les vertèbres et le détroit supérieur, vienne, au lieu de s'engager dans l'excavation du bassin en changeant brusquement de direction, heurter, avec sa portion la plus saillante tournée en avant, l'occiput, contre la partie antérieure du détroit supérieur, c'est-à-dire derrière la symphyse du pubis ?

C'est, en effet, ce qui a lieu dans à peu près toutes les présentations du sommet, à savoir, quatre-vingt-quinze fois sur cent accouchements, et ce qui retarde le travail dans la très-grande majorité des cas.

B. — Si maintenant nous examinons ce que disent les auteurs sur le degré d'inclinaison du plan du détroit supérieur, c'est-à-dire sur l'évaluation de l'angle qui forme la ligne sacro-pubienne en se rencontrant avec une ligne horizontale tirée de la partie supérieure de la symphyse du pubis vers des points de la surface du sacrum, nous voyons que cet angle, diversement évalué par J.-J. Müller, Levret, Camper, Saxtorph et le professeur Nægèle, a, d'après l'opinion générale aujourd'hui, de 55 à 60 degrés pendant la station de la femme, et seulement quelques degrés de moins quand la femme est couchée. La direction du plan indique celle de l'axe, puisque celui-ci est une ligne qui tombe perpendiculairement sur le centre du plan. L'axe forme donc avec la verticale le même angle que le plan avec l'horizontale; il a, par conséquent, le même degré d'inclinaison que ce dernier.

Il résulte de ces calculs, faits par les auteurs, que la ligne parcourue par la tête du fœtus pendant le travail, au lieu d'être droite, forme, au niveau du détroit supérieur, à l'entrée de l'excavation du bassin, un angle presque droit (55 degrés au lieu de 90), saillant en avant, c'est-à-dire du côté de la symphyse du pubis.

Est-il dès lors étonnant que l'occiput aille heurter contre cet os avant de prendre la nouvelle direction qui le conduit dans le petit bassin? Il serait bien plus extraordinaire, en effet, que la tête changeât ainsi de direction sans toucher au pubis; aussi les auteurs ont-ils admis ce contact de l'occiput et de la symphyse ; seulement, ils croient *qu'il est toujours favorable au travail, et qu'il ne peut en retarder beaucoup la durée.*

C. — L'examen direct des parties, pendant la douleur, fait, mieux que tous les raisonnements, voir qu'à cet égard les auteurs se trompent, car il permet de constater qu'à chaque contradiction utérine, la tête du fœtus vient appuyer contre la symphyse du pubis, et *que ce contact s'oppose d'une manière absolue au mouvement de descente ou d'engagement du vertex dans l'excavation du bassin; la symphyse détruisant, par sa résistance toute la portion de force utérine qui agissait sur l'occiput.*

En effet, si, après la rupture des membranes et pendant l'intervalle des contractions de la matrice, on porte le doigt indicateur sur le col, on trouve celui-ci mobile dans l'excavation et assez éloigné du pubis; mais si pendant cet examen, une contraction survient, le col se rapproche brusquement de la symphyse contre laquelle il pince fortement le doigt si l'on n'a pas eu le soin de le retirer assez tôt. Le bout du doigt, pris ainsi entre deux os, l'occiput et le pubis, ne peut être retiré pendant la contraction, et durant ce temps, qui paraît fort long, il est le siége d'une très-vive douleur. J'ai été pris à ce petit traquenard, et si je n'ai pas crié, ce n'est pas faute d'envie. Aujourd'hui, le connaissant, je l'évite.

Donc, dans tous, ou presque tous les accouchements par le sommet, et ceci est également vrai pour les présentations du siége, la partie qui se présente en avant, la fesse antérieure ou l'occiput, *puisque par le mouvement de rotation cet os finit presque toujours par être en avant*, est, à chaque contraction utérine, arrêtée par la symphyse, contre laquelle cette partie vient se heurter. La pression qu'elle exerce alors sur le pubis est assez forte pour écraser presque le doigt attardé de l'accoucheur, déprimer ou fracturer le crâne du fœtus, désunir la symphyse, fracturer même le corps du pubis, car ces différents désordres ont été causés par les seuls efforts de la parturition.

Si ces effets produits donnent une idée de la grande énergie des forces expulsives, ils démontrent également *l'importance de l'obstacle que le pubis oppose à la sortie du fœtus, et, par suite, jusqu'à quel point cet obstacle peut augmenter la durée du travail.*

On ne voit que trop souvent, en effet, des femmes jeunes et d'ailleurs bien conformées, avoir, pendant un, deux ou trois jours, des contractions utérines fréquentes et très-énergiques, sans pouvoir expulser un fœtus normal qui se présente par le sommet.

Très-souvent, dans des cas de ce genre, la sage-femme, fatiguée par deux ou trois jours d'attente, m'ayant fait appeler, j'ai pu constater qu'en dehors de ce contact de l'occiput avec le pubis à chaque contraction utérine, tout, du côté de la femme et du fœtus, était normal. J'ai pu aussi, sans administrer d'ergot de seigle, ou autres substances, ni me livrer à aucune des manœuvres obstétricales généralement employées, avoir, en *cinq, dix ou quinze minutes*, l'enfant qui depuis *deux ou trois jours* occupait le même point du bassin.

Comme je n'avais, pour tout changement dans le travail, qu'évité le contact du vertex et de la symphyse pendant la contraction utérine, je suis autorisé à penser que cette rencontre des deux os, dans ces cas, était la seule cause du retard (1).

(1) Je ne saurais citer ici les nombreux cas d'*accouchements naturels, lents,*

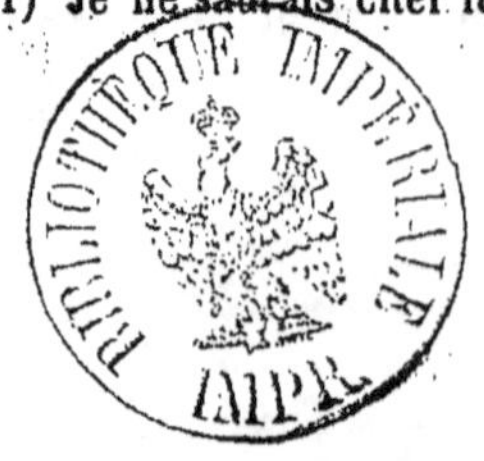

Eh bien, cette manœuvre, non douloureuse et non dangereuse, que j'ai faite alors, aurait parfaitement pu, si on la lui avait enseignée, être exécutée par la sage-femme, qui eût ainsi épargné à la mère et à l'enfant deux ou trois jours de cruelles souffrances, et les eût soustraits l'une et l'autre à de nombreux dangers présents et futurs. Il est mort des milliers de femmes et de fœtus auxquels ce procédé eût conservé la vie.

Voyons comment on exécute cette manœuvre.

§ III. — Moyen facile et non dangereux de faire disparaître cette cause si sérieuse de retard du travail.

Ici, savoir la cause du mal, c'est à peu près en connaître le remède. Que faire pour éviter le contact de l'occiput et du pubis pendant la contraction utérine ? *Il faut tout simplement, avant l'arrivée de la contraction, porter sur le col de l'utérus le doigt indicateur, qui, pendant la contraction, pressera sur le vertex pour tenir la tête éloignée de la symphyse.* Le doigt peut même, formant ainsi un levier dont le point d'appui est à l'arcade du pubis, pousser l'occiput en arrière et en bas, afin de le placer au centre de l'excavation et de le rapprocher du périnée.

que j'ai observés, et dans lesquels j'ai pu, à l'aide de la manœuvre que j'indique, rendre, depuis 1843, de grands services ; je puis seulement dire que je dois ces observations à Mmes William, sage-femme, à Agen ; Pauline Cabarroque, sage-femme, à La Plume (Lot-et-Garonne) ; X***, sage-femme au passage d'Agen (*idem*) ; Marie Pezet, sage-femme à Colayrac (*idem*) ; à mes élèves, aujourd'hui sages-femmes à Castelmoron, Penne, Puymirol, Beauville, La Magistère, Tonneins et autres, chefs-lieux de canton du département de Lot-et-Garonne ; à Mmes Fenard, sage-femme au faubourg Saint-Antoine, 133 ; Vaucherot, sage-femme, rue de Rivoli, 68 ; Hibner, rue Contrescarpe, 18, etc., qui m'ont fait appeler pour appliquer le forceps dans le but de terminer un *accouchement naturel*, dont le travail ne faisait, depuis vingt-quatre, trente-six, quarante-huit heures aucun progrès, malgré l'énergie des contractions utérines, et la bonne conformation du fœtus et du bassin de la femme. Dans ces cas, au lieu d'appliquer le forceps, comme les sages-femmes me le demandaient, j'ai, avec le bout de l'index, pressé, pendant la douleur, de haut en bas et d'avant en arrière, sur la portion du fœtus qui se présentait, et j'ai toujours eu, *par ce procédé, en moins d'une heure, et souvent en quelques minutes, un enfant vivant*, sans avoir fait souffrir la mère, ni blessé en aucune façon ses parties génitales internes ou externes.

Du reste, ainsi que plusieurs médecins l'avaient fait, comme je l'ai déjà dit, quelques sages-femmes : Mmes Houpillart, rue du Temple, 71, et dix autres auxquelles j'ai parlé de cette manœuvre, m'ont affirmé l'avoir exécutée dans des cas d'accouchements lents, et avoir, par ce moyen, promptement terminé le travail.

Le sommet, fortement chassé par les forces expulsives, n'ayant alors plus à vaincre que la résistance des parties molles, s'engage sous l'arcade du pubis, dilate complétement le col, arrive très-vite au plancher du bassin, qu'il distend, ainsi que la vulve, et sort, avec de reste de la tête, après quelques contractions, qui sont d'autant plus fortes que la mère sent avec joie se terminer un travail qu'elle croyait interminable sans l'emploi d'instruments par elle redoutés.

On peut, si les contractions se succèdent très-rapidement, tenir constamment sur le col le bout du doigt, qui presse seulement pendant la durée des contractions utérines ; mais, si ces dernières ne se reproduisent que plus rarement, toutes les quatre ou cinq minutes, par exemple, on retire le doigt à la fin de la contraction et on le place de nouveau sur le col dès qu'une douleur annonce la contraction suivante.

Quand, par suite du trop grand rapprochement de l'occiput et de la symphyse, on ne peut placer le doigt de façon à ce que sa pulpe touche le col et que sa face palmaire regarde vers le sacrum, on l'introduit dans le sens opposé, c'est-à-dire de manière à mettre la pulpe du doigt derrière la symphyse du pubis. L'occiput, alors, appuie sur l'ongle, qui lui forme un plan incliné, le long duquel cet os descend un peu à chaque contraction utérine.

Ces deux modes de placement du doigt donnent le même résultat : *l'expulsion rapide du fœtus ;* seulement, le premier est meilleur, et il faut, quand on a le choix, l'employer de préférence au second.

La manœuvre que j'indique ici ne doit, bien entendu, être exécutée qu'après la rupture de la poche des eaux, car cette poche sert à dilater le col de l'utérus, et, jusqu'au moment de sa rupture, « le travail peut se prolonger indéfiniment sans que le fœtus en souffre (1). »

Si rien n'est en péril pendant que la poche des eaux existe, et si cette poche est utile à l'accouchement, ce sont deux raisons pour temporiser, pour attendre la rupture naturelle des membranes avant d'intervenir. Mais, quand cette rupture a eu lieu et que l'ouverture a donné issue à une plus ou moins grande quantité de liquide amniotique, les parois de l'utérus se rapprochent, s'appliquent sur le fœtus de manière à gêner ses mouvements et sa circulation. C'est alors que les périls commencent pour la mère et pour l'enfant, et qu'il faut, par

(1) **M. Cazeaux,** *loc. cit.,* p. 408.

conséquent, chercher à diminuer le plus possible la durée du travail. En ce moment, la manœuvre que je viens de faire connaître doit être employée; elle est un excellent moyen de soustraire, en quelques instants, la femme et le fœtus aux graves dangers qui les menacent.

Souvent, bien que le col soit complétement dilaté après la rupture des membranes, la lèvre antérieure, par suite de l'obliquité postérieure du col, coiffe l'occiput et s'oppose à sa descente dans l'excavation du bassin ; on peut avec avantage, dans ce cas, passer, dès que la contraction n'existe plus, le doigt indicateur entre la lèvre antérieure et l'occiput, qui est décoiffé par cette manœuvre, utile à l'accouchement et nullement dangereuse ; elle n'a aucun des inconvénients de ce *petit travail* que les auteurs ont si justement reproché aux sages-femmes.

Souvent aussi, la tête est assez fortement engagée dans l'excavation du bassin, en arrière, tandis qu'en avant l'occiput appuie, à chaque contraction, contre la symphyse du pubis. C'est dans ces cas-là que, par suite du trop grand rapprochement de l'occiput et de la symphyse, comme je l'ai déjà dit, on est forcé de placer la pulpe du doigt sur le pubis, ne pouvant le poser convenablement sur le col. Il résulte de mes nombreuses observations d'accouchements naturels, lents, que c'est toujours ou presque toujours le contact du vertex et du pubis, et non, ainsi qu'on le croit, la résistance ou la faiblesse de contraction des parties molles, qui retarde indéfiniment la sortie de la tête, restant quelquefois des heures, des jours, comme accrochée au détroit inférieur. Dès que, par une pression du doigt sur l'occiput, on tient cet os éloigné de la symphyse pendant la contraction utérine, la tête sort avec facilité, *ayant bientôt vaincu la résistance des parties molles*. Or, c'est pour triompher de cette prétendue résistance des parties molles qu'on applique alors si souvent le forceps, *application qui est souvent dangereuse pour la mère et toujours pour l'enfant. Mais la temporisation indéfinie paraît avec raison, à certains accoucheurs, offrir encore plus d'inconvénients que n'en présente l'emploi du forceps.*

Si donc il est possible, sans exposer en rien la femme ni le fœtus, d'éviter les dangers de la temporisation et de l'usage des instruments ou des manœuvres obstétricales employées, il paraîtra, je crois, utile de connaître ce précieux moyen, auquel les accoucheurs et les sages-femmes seront, j'en suis certain, heureux de recourir.

Comme il n'est employé que quand les membranes sont rompues, c'est-à-dire seulement après plusieurs heures de souffrances et la dilatation à peu près complète du col, on ne doit pas craindre de hâter ainsi trop le travail, dont la première partie, celle qui n'est nullement dangereuse pour la femme ni pour le fœtus, est abandonnée aux seuls efforts de l'organisme, et dont la deuxième, également périlleuse pour la mère et l'enfant, se trouve, de la sorte, seule abrégée avec avantage.

En recommandant à la femme de modérer les efforts de la fin du travail, et en soutenant bien le périnée, on peut, à peu près toujours, empêcher la déchirure de cette partie, qui serait, d'ailleurs, plus exposée à se rompre sous l'influence d'une distension trop prolongée ou de l'introduction des instruments dans la vulve. En supprimant ces deux causes de rupture du périnée, la manœuvre que j'indique est donc encore, sous ce dernier rapport, fort utile.

Elle prévient aussi ces faiblesses de contractions utérines, qu'on observe si souvent à la fin des accouchements. L'utérus, épuisé par les nombreux efforts qu'il a faits pendant des journées entières, pour se débarrasser du produit de la conception, n'a plus, à la fin du travail, la force de se contracter ; il se trouve alors dans un état d'inertie, uniquement causé par un excès *fonctionnel*, d'où rien ne peut le retirer ; il est, pour ainsi dire, *mort de lassitude*. La manœuvre que j'ai fait connaître, abrégeant considérablement la durée des contractions utérines, prévient, je le répète, ces faiblesses de la matrice, qui, à la fin de l'accouchement naturel, compromettent la santé, même la vie de la mère et de l'enfant, et nécessitent si souvent le dangereux emploi du forceps ou des autres moyens obstétricaux usités (1).

(1) Il résulte d'une statistique faite par le docteur Riecke que, sur les 219,353 accouchements qu'il y eut de 1821 à 1825, dans le royaume de Wurtemberg, 7,949, c'est-à-dire 1 sur 28, furent artificiels ; que, sur les 7,949 accouchements artificiels, il y eut 2,740 applications de forceps, 3,120 versions par les pieds, 1,500 délivrances artificielles ; et que, sur les 2,740 accouchements par le forceps, 127 mères moururent pendant ou immédiatement après l'opération, c'est-à-dire 1 sur 22 ; 636 enfants étaient morts-nés ou morts peu après leur naissance, c'est-à-dire 1 sur 4,3. Sur les 3,120 cas de version, il y eut 300 mères mortes ou 1 sur 10,4, et 1,756 enfants morts-nés ou morts dans les 24 heures, c'est-à-dire 1 sur 1,36 ; sur les 1,500 délivrances artificielles, 140 mères ou 1 sur 10, avaient succombé.

Si, à la maison d'accouchement de Vienne, du temps du professeur Boër, les applications de forceps n'étaient, aux accouchements en général, que dans la proportion de 1 à 123, à la clinique de Heidelberg, sous le professeur Næ-

En d'autres termes, la manœuvre que j'exécute *améliore toujours* la position de la femme et du fœtus, tandis que le sort de l'un et de l'autre est *fréquemment aggravé* par la temporisation ou par les manœuvres obstétricales employées jusqu'à ce jour (1).

CONCLUSIONS.

De tout ce qui précède, on peut, je crois, tirer les conclusions suivantes :

1° La lenteur de l'accouchement naturel tient, le plus souvent, non

gèle, les accouchements par le forceps sont, aux autres accouchements, comme 1 est à 53 ; à l'école de Leipzig, sous le professeur Jœrg, comme 1 est à 16 ; à la maison d'accouchement de Dresde, sous le professeur Carus, comme 1 est à 14 ; à la clinique d'accouchement de Tubingen, comme 1 est à 10 ; à l'hospice des accouchements de Gœttingen, sous Osiander, la moitié des accouchements étaient artificiels, et la plupart avaient lieu par le forceps.

On voit, par ce qui précède, quelles énormes différences de proportion existent, selon les diverses pratiques médicales, entre le nombre de cas d'application de forceps et celui des accouchements ; on voit aussi combien la mortalité est grande pour la femme et pour le fœtus, quand on emploie le forceps ou les autres manœuvres obstétricales connues ; or, nous avons également vu que le système de la temporisation a, comme celui de l'intervention, son effrayante mortalité. L'art des accouchements n'a donc encore ni *des règles bien fixes et généralement adoptées, ni des moyens bien sûrs* de soustraire la mère et l'enfant aux graves dangers qu'ils courent. Il serait bien utile de l'améliorer sous ces deux rapports.

(1) Intervenir dans les cas de position vicieuse de la tête, et transformer, à l'aide des doigts, cette mauvaise position en une meilleure, n'est certes pas une pratique qui me soit personnelle, car, il y a cent et deux cents ans, elle était généralement mise en usage. Toutes les fois que le travail se prolongeait, que l'accouchement ne se faisait pas vite, l'accoucheur, avant d'appliquer le forceps, ou d'aller chercher les pieds pour faire la version de l'enfant, ce qu'il appelait *le dernier remède*, essayait de déplacer, avec les doigts ou toute la main, la tête du fœtus, afin de lui faire prendre une position normale, et par suite faciliter sa sortie du bassin.

Mais si les praticiens d'alors étaient parfaitement d'accord sur le but à atteindre : transformer la mauvaise position de la tête en une bonne, ils ne l'étaient guère sur le moyen d'obtenir cet heureux résultat. Ainsi Mauriceau, Deventer, De la Motte, etc., pensant que, lorsque le sommet se présente de côté, c'est-à-dire *incliné*, cela tient à l'obliquité exagérée de l'utérus, conseillaient de redresser la tête en la poussant avec les doigts vers le centre du bassin, et de diminuer l'obliquité utérine en faisant coucher la femme sur le côté opposé à cette déviation. Levret, au contraire, croyant que la tête se présente *inclinée*, ou de côté, parce qu'il lui est impossible de se mettre en bonne position, étant retenue par les épaules devenues immobiles par leur contact avec les parois du bassin, donnait pour conseil de déplacer d'abord l'épaule accrochée, qui, dès qu'elle peut se mouvoir, disait-il, permet à la tête de se redresser seule.

à la faiblesse ou à la rigidité des parties molles de l'appareil génital,
mais à l'obstacle qu'à chaque contraction utérine la symphyse du
pubis oppose à la descente de la portion du fœtus qui se présente;

2° On peut, sans nul inconvénient pour la mère et pour l'enfant, à peu près toujours lever ces obstacles à l'aide du doigt indicateur seul, et par suite terminer promptement l'accouchement, en

Persuadé que sa théorie est excellente, et que celle de ses collègues est er-
ronée, partant fort dangereuse, Levret soutenait son opinion avec vigueur,
Ainsi, dans son travail : *Observations sur les causes et les accidents de plusieurs
accouchements laborieux, avec des remarques sur ce qui a été proposé ou mis en
usage pour les terminer, et de nouveaux moyens pour y parvenir plus aisément* (a),
il dit (p. 6 et 7 de la suite), à la deuxième observation, dans laquelle il s'agit
d'un accouchement lent, la descente du fœtus ne faisant depuis plusieurs heures aucun progrès : « Son épaule droite était appuyée sur la symphyse des os
pubis, une partie en dedans, l'autre en dehors ; son épaule gauche portait sur
la saillie de l'os sacrum...., situation latérale et oblique du corps de l'enfant
dans la matrice ; c'est cette situation que je considère comme la cause la moins
connue de l'accouchement laborieux, dans lequel il est impossible qu'on n'ar-
rache pas la tête, si l'on continue à faire des efforts pour l'extraction du corps,
sans lui avoir fait changer de position. » — A la troisième observation, il dit :
« Nous reconnûmes tous que l'enfant avait le visage tourné vers le côté droit
de la mère ; mais je fus le seul de mon avis sur la situation du corps. Je
donnai toutes les raisons qui me parurent les plus convaincantes sans pouvoir
persuader les consultants. » — A la page 14, Levret ajoute : « M. de la Motte
aurait mieux fait de dire qu'après avoir fait changer la situation des épaules,
il trouva la face dessous, que d'avancer qu'il a tourné la tête de cette façon. »
Levret blâme Mauriceau d'avoir écrit dans le dix-septième chapitre de son li-
vre II, 6ᵉ édit. : « Que si on ne peut redresser la tête d'un enfant qui se présente de côté, à cause de la mauvaise situation de son corps, il faudrait alors
se servir du dernier remède pour sauver la vie de l'enfant, qui est de la retourner entièrement en lui allant chercher les pieds. » Mauriceau a pris, dit
Levret, l'effet pour la cause. « Il ne faut pas aller chercher les pieds, ajoute-
t-il, mais retourner le corps de l'enfant. » Levret fait à Deventer le même genre
de reproche ; à la page 20, il s'exprime ainsi : « Deventer, dans le chapitre où
il traite de l'accouchement difficile par la grande inclinaison de la matrice de
l'un des deux côtés, dit que : « Quoique la tête de l'enfant, dans cette situation,
« s'avance un peu de côté, parce que l'utérus est un peu tors, cela ne doit
« point embarrasser, qu'il faut le redresser, et se comporter comme si elle
« était droite. » Il emploie plusieurs pages de ce chapitre, dit Levret, à décrire
les différentes façons de s'y prendre, à dessein d'enseigner aux sages-femmes
comment elles pourront faire tomber la tête dans le bassin, pendant qu'il con-
vient lui-même que le corps est alors situé latéralement, et que si on ne peut
réduire cette tête, il faut retourner l'enfant.

(a) In-8°, 3ᵉ édit., 1762.

évitant ainsi les dangers de la lenteur du travail ; et ceux de l'emploi de remèdes ou des manœuvres obstétricales usitées ;

5° Pour surmonter avec rapidité l'obstacle retardant le travail et empêchant la sortie du fœtus, il suffit, dès que les membranes sont rompues, de placer sur le col de la matrice le doigt indicateur, qui, pendant la contraction utérine, presse sur l'enfant pour tenir la partie qui se présente (occiput, pariétal, frontal, fesse antérieure, etc.), éloignée de la symphyse du pubis ;

« Je n'en finirais pas, continue Levret, si je voulais citer tous les auteurs qui ont favorisé cette *fatale manœuvre*. Sitôt que le centre de gravité du corps de l'enfant ne répondra pas, suivant une ligne droite et directe, à celui du milieu du *vuide* du bassin, l'orifice de la matrice sera en même temps déplacé et inégalement comprimé. Nous apprendrons, par son déplacement, de quel côté est porté la matrice dans le ventre de la mère, et par le degré de sa déviation, celle du corps de l'enfant. L'effet de l'inégale compression que souffrira le sphincter de la matrice viendra à l'appui du jugement qu'on aura alors à faire, car il *s'amincera* le plus du côté qui sera le plus comprimé, et il se dilatera irrégulièrement, de manière qu'au lieu de conserver la figure circulaire qui lui devient alors naturelle, il en prendra une ovalaire ou elliptique, dont la partie la plus mince sera la plus proche de la paroi du bassin où la ligne *pondérante* l'aura poussé. »

Pages 22 et 23, Levret dit : « Si la tête de l'enfant est tombée tout à fait dans le vagin, il faudra bien se donner de garde de lui tourner la tête pour tâcher de la redresser, car alors on lui tordrait le col ; il faut placer la mère dans une situation favorable. La meilleure qu'on puisse lui donner, c'est de la mettre sur ses genoux et sur ses coudes, la tête baissée, comme si elle voulait baiser la terre..... Alors l'accoucheur ayant porté sa main dans la matrice, en la passant par la fourchette, entre la tête de l'enfant et l'os sacrum, pourra saisir aisément l'épaule, qui est comme accrochée, pour la tirer de côté, et par là faire changer la situation latérale en une moyenne ou directe. On s'apercevra de la réussite par la pirouette que fera pour ainsi dire la tête en suivant celle du corps, autant que lui pourra permettre le lieu qu'elle occupe alors, et le volume du bras de celui qui opère. Pour lors, la face se trouvera en dessus ou en dessous, ce qui sera fort indifférent, l'enfant pouvant sortir également bien en ce cas des deux façons.

Si la malade est trop faible pour se soutenir dans cette avantageuse situation, il faudra la coucher sur le dos dans une ligne presque horizontale, la tête un peu élevée et le derrière appuyé en partie et légèrement sur ce même plan ; et on relèvera ensuite le côté où est couché l'enfant en l'inclinant du côté opposé. »

Levret donc n'était nullement d'accord avec ses confrères, anciens ou contemporains, sur la cause qui produit les positions inclinées de la tête, ni sur le moyen d'améliorer ces vicieuses positions. Mais comme eux il pensait qu'il faut intervenir dans ces cas et faire, avec les doigts ou toute la main, une manœuvre qui, en changeant la position du fœtus, facilite son expulsion et dispense, dans beaucoup de cas, d'avoir recours au forceps ou « *au dernier remède :* » la version pelvienne.

4º Cette manœuvre n'est nullement douloureuse ; elle peut être employée, ou du moins essayée, dans tous les cas d'accouchement naturel, lent ; elle abrége considérablement la durée du travail, ne met en péril ni la femme ni le fœtus, prévient habituellement la faiblesse des contractions utérines, diminue singulièrement la prétendue importance des rigidités du col ou du périnée, et donne presque toujours le moyen d'éviter les dangers de la temporisation et des manœuvres obstétricales généralement employées ; dangers dont des

Baudelocque, qui avait adopté les idées des Mauriceau Deventer, etc., sur la cause des positions inclinées, et rejetait l'explication que Levret avait donnée de ces mauvaises positions de l'enfant, pensa, comme tous ses devanciers, qu'il faut, avant de recourir aux forceps ou à la version, intervenir dans ces cas pour changer, à l'aide des doigts, la position vicieuse du fœtus.

A propos « de la mauvaise position accidentelle de la tête : occciput ou front tourné vers le pubis dans le commencement du travail ou vers les os ischium dans le dernier temps, grand diamètre du vertex ne se trouvant pas selon le plus grand du détroit qu'il doit franchir, » Baudelocque s'exprime ainsi (a) :

« § 1294. De la manière de prévenir et corriger la mauvaise position dont il s'agit.

« Il est, en général, assez facile d'empêcher la tête de prendre cette position vicieuse en s'engageant dans le bassin, et de lui faire décrire sa marche ordinaire : il ne faut que changer à propos la direction des forces utérines, et soutenir pendant quelque temps la partie occipitale. On commencera, dans les très-grandes obliquités de la matrice, par redresser ce viscère, et en ramener l'axe à peu près dans la direction de celui du bassin, soit en faisant coucher la femme sur le côté opposé à l'obliquité, soit au moyen d'une pression exercée convenablement sur le ventre. Ensuite, de plusieurs doigts introduits dans le vagin, on soutiendra le front de l'enfant pendant la durée de chaque douleur, afin que les efforts naturels, dont la direction n'est plus exactement la même, agissent sur l'occiput et le fassent descendre. Il faut éviter soigneusement, dans ce procédé, d'appuyer le bout des doigts sur la fontanelle antérieure et sur ses environs, ou les os sont très-souples, crainte que l'enfant ne soit victime de la dépression de ces pièces osseuses, et de la compression du cerveau, qui ne saurait cependant être très-grande si l'on agit méthodiquement.

« 1295. On doit se comporter de même pour redresser la tête de l'enfant, et la ramener à sa marche naturelle, *quand on n'a pas su prévenir la mauvaise situation dont il s'agit.* La femme étant couchée sur le côté opposé à la déviation du fond de la matrice, on repoussera le front, autant qu'il sera possible, pendant la douleur, et avec les précautions recommandées. Si l'on ne réunissait pas complétement de cette manière, il faudrait *introduire l'index* et le doigt du milieu de l'autre main, *au-dessus de la protubérance occipitale, pour achever de faire descendre cette région, en tirant à soi, comme si l'on se servait d'une espèce de crochet.*

« 1296. *C'est dans le temps de la douleur et des efforts de la femme qu'il faut*

(a) *L'art des accouchements,* t. I, 8ᵉ édit. p. 566, 567, 568.

milliers d'observations n'ont, depuis longtemps, que trop démontré l'extrême gravité ;

5° Si la temporisation et les manœuvres obstétricales usitées, c'est-à-dire les deux seules pratiques suivies jusqu'à ce jour, offrent de très-graves inconvénients, et si, au contraire, la manœuvre que j'indique dans ce travail est exempte de dangers, peut être employée dans presque tous les accouchements naturels et donne d'excellents résultats ; la proposition généralement admise aujourd'hui, en France

repousser le front, et non pendant le calme qui la suit, parce que les forces expulsives, dont on a changé la direction en changeant la position de la matrice, agissent alors sur l'occiput, et ce portent en avant comme elles le font dans l'accouchement le plus ordinaire, tandis que nous le faisons baisser en refoulant le front.

« 1297. Il est *si rare* qu'on ne puisse, par ce double procédé, opérer le changement nécessaire, ou convertir la mauvaise position de la tête en une meilleure, qu'il semblerait *inutile de prescrire d'autres moyens*; cependant, comme la tête peut être assez serrée entre les os du bassin pour que les doigts ne puissent pénétrer au-dessus de l'occiput, nous reparlerons de cette position désavantageuse lorsque nous traiterons des accouchements où le levier, vulgairement appelé le *boonhuisen*, peut être de quelque utilité.

« 1298. *Presque toujours la tête s'échappe du bassin, et l'accouchement se termine aux premières douleurs qui surviennent après qu'on a corrigé sa mauvaise situation*, à moins que d'autres causes ne s'y opposent. *Si les circonstances l'exigent, on se sert alors du forceps, où l'on se conduit différemment.* »

On voit donc qu'avant de recourir au levier, au forceps, à la version, Baudelocque, comme et mieux que les accoucheurs qui l'avaient précédé, faisait, avec ses doigts, une manœuvre qui avait pour but *d'empêcher la tête du fœtus de prendre une position vicieuse en s'engageant dans le bassin, et de lui faire au contraire décrire sa marche ordinaire; ou bien de redresser la tête de l'enfant, et la ramener à sa marche naturelle, quand on n'a pas su prévenir la mauvaise situation dont il s'agit.*

En procédant ainsi, Baudelocque et ses devanciers étaient dans le vrai ; ils suivaient une excellente pratique, qui prévenait beaucoup de positions vicieuses dont l'existence engage les accoucheurs soit à attendre, soit à employer le forceps ou la version, trois moyens qui ont laissé ou fait mourir des milliers de mères et d'enfants. C'est dans le but de chercher à ramener les accoucheurs d'aujourd'hui à cette sage et salutaire pratique suivie par les célèbres accoucheurs d'autrefois, que j'ai publié ce travail, dans lequel je reproduis, modifie et généralise l'excellente manœuvre employée par nos anciens maîtres et bien décrite par Baudelocque; manœuvre complétement abandonnée par les praticiens de cette époque, bien qu'elle donne les meilleurs résultats. Voyons pourquoi elle est maintenant si dédaignée et même presque tombée dans l'oubli, selon moi, au grand détriment de l'espèce humaine.

Parmi les personnes qui ont le plus contribué à opérer un fâcheux changement dans l'esprit des accoucheurs, en leur faisant abandonner la pratique ancienne, d'essayer d'améliorer, à l'aide des doigt seuls, la mauvaise position du

surtout, que l'accoucheur, dans le plus grand nombre des cas, doit être le simple spectateur de l'accouchement naturel, EST MAUVAISE, *et elle devrait être remplacée par la suivante :* Il est, dans le plus grand nombre des cas, nécessaire que l'accoucheur ou la sage-femme intervienne dans l'accouchement naturel pour mettre DANS LA POSITION LA PLUS FAVORABLE A SON PASSAGE *la partie du fœtus qui se présente, et par suite lever, à l'aide de la manœuvre que j'indique, l'obstacle qu'à chaque contraction utérine la symphyse du pubis oppose à la sortie de l'enfant;*

fœtus avant de recourir au forceps ou à la version, je dois mettre en première ligne Mme Lachapelle.

En effet, Marie-Louise Dugès, veuve Lachapelle, fille de médecin et de sage-femme, épouse du chirurgien de l'hôpital Saint-Louis, élève de sa mère, Marie Jonet, sage-femme en chef de l'Hôtel-Dieu, nommée, en 1795, à l'âge de vingt-six ans, sage-femme en chef de la maison d'accouchements, directrice et première institutrice de l'école du nouvel établissement (Maternité), où elle fut pendant vingt-cinq ans chargée de continuer le cours d'accouchements qu'elle faisait depuis plusieurs années à l'Hôtel-Dieu, en remplacement de sa mère, était bien heureusement posée pour devenir une autorité en obstétrique, et, par suite, être à même de puissamment contribuer à modifier la théorie et la pratique de l'art des accouchements.

Par son zèle, sa dextérité, son instruction, elle exerçait d'ailleurs une grande influence sur son entourage, et même sur les habiles accoucheurs de son époque. Ainsi, Baudelocque, qui était accoucheur et professeur à la Maternité, n'y faisait presque pas d'accouchements et pas du tout de leçons. Il avait, dit le professeur Chaussier (a) la plus grande estime pour Mme Lachapelle. « Toutes les fois que Baudelocque, ajoute Chaussier, était appelé à l'hospice pour quelque accouchement laborieux, il confiait à Mme Lachapelle le soin de le terminer elle-même. Il aimait beaucoup la voir opérer sous ses yeux, et ne manquait jamais d'applaudir à ses succès. »

Il est facile de comprendre combien, quand on arrive à un tel degré d'influence sur son chef, on doit en avoir sur ses élèves, et même sur le public médical.

Du reste, entre la sage-femme en chef de l'hospice de la Maternité, et le chef de service de cet établissement, il n'y avait pas, sous le rapport des témoignages de déférence pour les jugements et avis, un échange parfait. Car, pendant que le savant et trop bienveillant professeur laissait agir et applaudissait son aide, celui-ci, dans ses écrits, blâmait et contredisait le professeur. Ainsi, dans le tome Ier de son ouvrage (*Pratique des accouchements*), Mme Lachapelle, parlant de l'utilité qu'il y a de réduire et de simplifier la classification de Baudelocque, qu'il a, dit-elle, empruntée à Solayrès, s'exprime en ces termes, page 18 :

« En effet, pareille complication n'a pas seulement l'inconvénient de surcharger la mémoire des élèves; elle leur fait voir ou attendre dans leur pratique des

______

(a) Discours prononcé à la distribution des prix de l'École d'accouchements, le 25 juin 1822.

6° Par conséquent, loin de blâmer l'accoucheur, ainsi que l'ont fait Morgagni et tant d'auteurs modernes, de vouloir, en aidant la femme, mal à propos se substituer à la nature ; comme ils le disent, il faudrait, au contraire, lui reprocher désormais de n'avoir pas, en exécutant la manœuvre que je conseille, soustrait la mère et l'enfant aux dangers de la lenteur du travail et de l'emploi des moyens obstétricaux usités. En un mot, d'être resté, comme autrefois *un simple spectateur de l'accouchement naturel,* au lieu d'en avoir été, grâce à la nouvelle méthode, *un aide actif et fort utile.*

choses qui n'ont jamais existé ; elle peut, par cela même, les tromper dans leur diagnostic, et qui, pis est, dans leurs procédés opératoires, jusqu'aux temps du moins où l'expérience leur aura appris à distinguer le certain de l'hypothétique. . . . .

Page 19. « Sur les quatre-vingt-quatorze positions admises par Baudelocque, il n'en est que vingt-deux dont *trente années de pratique* m'aient confirmé l'existence. »

Abordant ensuite la question des procédés opératoires, elle commence par dire quel est l'état de la science sous ce rapport, puis elle cherche à montrer que ces idées admises sont erronées, et qu'il faut les modifier ou les abandonner.

Page 80, elle dit : « Smellie et Burton ont plusieurs fois changé la direction horizontale de la tête ; par une rotation artificielle, ils ont conduit la face dans le sacrum. Baudelocque a fait la même chose ; Peu a réduit l'oreille et la face ; Viardel et Rœderer veulent qu'on l'essaye toujours. Tel est aussi le sentiment des modernes ; et dans les ouvrages théoriques les plus récents, la chose est proposée comme peu difficile. »

Cherchant ensuite à changer l'état de la science sous ce rapport, Mme Lachapelle ajoute : « Tous les anciens n'en ont pas ainsi jugé. « Ce n'est pas une petite affaire pour un accoucheur que de redresser une tête, » dit Dionis. « Les observations de De la Motte, Mauriceau, Portal nous font voir qu'ils allaient chercher les pieds. Smellie lui-même dit que, quand une fois l'accoucheur a introduit la main dans la matrice, il doit aller au plus sûr, c'est-à-dire prendre les pieds. Il avoue qu'il lui est bien plus souvent arrivé de ne pas réussir quand il voulait redresser la tête offrant le front, la face, la fontanelle ou l'oreille. M. Dubois pense qu'on doit *rarement* chercher à changer la position, parce que, dit-il, fort souvent, on n'est pas assez sûr de la position qu'on veut changer, et qu'on pourrait la transformer en une plus mauvaise.

« Pour moi, continue madame Lachapelle, j'ai quelquefois réussi à changer la position de la face ou du pariétal, souvent aussi j'ai échoué dans mes efforts.

. . . .

Page 82. « Mais pourquoi nous arrêter encore sur ce sujet ? Rappelons seulement que le conseil de ramener le vertex n'est admissible qu'autant que c'est la tête même qui se présente dans une position plus ou moins inclinée. Je compte cinq procédés proposés pour remplir cette indication : la situation de la mère, la main ou les doigts de l'accoucheur, le levier, le forceps et le crochet aigu. C'est, depuis Deventer, un principe général que de détruire les *obliquités utérines* pour faciliter l'accouchement. Tantôt on n'a pour but que de ramener la

7° La manœuvre obstétricale que je fais depuis quinze ans, et que j'indique dans ce travail, n'est pas absolument nouvelle. C'est la manœuvre, modifiée et généralisée, que les accoucheurs ont exécutée jusque dans ces derniers temps, et qu'au grand détriment de la société ils ne font plus, par suite d'opinions erronées qui depuis peu se sont introduites dans l'enseignement obstétrical et qui ont aujourd'hui cours dans le monde scientifique.

8° S'il est vrai qu'on peut, sans inconvénient, et avec un très-grand

direction des efforts utérins vers l'axe du bassin, et c'est ainsi que Solayrès a obtenu une fois un succès éclatant ; tantôt on se propose de *changer la direction du fœtus et la position de la partie qu'il présente et d'empêcher cette partie de se dévier davantage.* J'ai tiré de cette précaution l'utilité la plus évidente sous le premier rapport ; *jamais je n'ai rien obtenu sous le deuxième ;* jamais la position n'a changé, et toujours la déviation commencée a continué sa marche.

« La main ou les doigts m'ont souvent servi à redresser la tête inclinée ou sur le dos, ou, quoique plus rarement, sur l'épaule... J'ai vu sortir, sans pouvoir l'empêcher, le crâne et la face obliquement ou transversalement à la vulve. Quant au *redressement*, je n'ai même pu l'opérer que quand la tête était au moins au niveau du détroit supérieur, et que l'utérus contenait encore de l'eau. *C'est dans l'intervalle des douleurs que j'ai opéré* (a), et j'ai opéré, non en repoussant la région la plus basse (b), mais en attirant le vertex ou l'occiput avec trois ou quatre doigts courbés sur lui..... C'est toujours l'angle sacro-vertébral qui, dans ma pratique, a produit des positions inclinées (c). . . . .

Page 84. « La simple application du forceps, l'articulation de ses branches, souvent même le placement d'une seule cuiller, fait rouler la tête et changer ses rapports avec le bassin. J'ai vu, pour cette raison, plus d'une fois l'accouchement marcher rapidement et se terminer spontanément après une application infructueuse du forceps. »

Après avoir ainsi fait connaître ce que lui ont appris *trente années d'expérience,* dont elle parle peut-être trop souvent, et avoir cherché à démontrer l'inutilité presque constante des manœuvres faites par les accoucheurs pour changer, à l'aide des doigts seuls, les positions vicieuses de la tête en redressant cette partie, et au contraire l'utilité de la version ou du forceps pour obtenir ce résultat, Mme Lachapelle s'efforce de prouver que les contractions de l'utérus jouent, dans la marche du travail, un rôle fort important ; en d'autres termes, n'attribuant pas la lenteur de l'accouchement, comme les accoucheurs l'avaient fait avant elle, principalement au contact réciproque des parties dures de la femme et du fœtus, Mme Lachapelle croit pouvoir expliquer cette lenteur, dans le plus grand nombre des cas, par l'inertie de la matrice. Voici comment elle s'explique à la page 121 du volume déjà cité : « Dans les trois quarts des cas, je suis sûre qu'on a pris pour *enclavement* l'inertie de l'utérus. Plus de

(a) Cependant madame Lachapelle a écrit à la page 82 du tome I de son ouvrage : « Changer pendant l'intervalle des contractions serait, dit Mauriceau, chose un peu plus difficile que de retourner une omelette dans une poële. »

(b) Comme le conseille Baudelocque.

(c) Solayrès avait déjà signalé cette cause d'obliquité du vertex.

avantage, intervenir dans presque tous les accouchements naturels, il est, je crois, utile de changer cette dénomination de *naturel*, qui semble contre-indiquer tout secours étranger, toute intervention, comme étant nuisible aux prétendus *efforts suffisants* que la nature fait pour terminer le travail sans danger. Il paraît plus rationnel, en effet, pour mieux préciser ce que l'accoucheur a à faire, d'appeler ac-

douleurs, plus de progrès. Les douleurs de reins, généralement si peu efficaces, et la suspension des douleurs se voient avec les positions les plus favorables et dans les circonstances les plus avantageuses; on voit avec une position quelconque le travail rester longtemps stationnaire, puis tout à coup reprendre de l'énergie et chasser le fœtus. Dans toutes ces circonstances il faut bien convenir que l'inertie est indépendante de la position. Je ne veux pas nier que certaines positions (face en dessus) ne demandent plus d'efforts, ne fatiguent davantage la matrice et n'amènent quelquefois l'inertie; mon but est seulement d'avertir les élèves de ne point attribuer à la position, ni à l'enclavement, ni à la conformation du bassin tout retard qui survient dans le travail; à ne pas désespérer trop tôt des ressources de la nature, et à ne pas recourir trop tôt à des moyens violents. Plus d'une fois j'ai entendu accuser de la lenteur du travail une quatrième, une cinquième position, j'ai entendu prononcer le mot enclavement, j'ai vu même approcher le forceps et tout à coup l'inertie cesser et l'enfant s'échapper avec rapidité. Voyez même les exemples d'enclavement donnés par les meilleurs auteurs, vous y trouverez qu'on a pu porter les doigts jusqu'à l'occipital, jusqu'au col de l'enfant, même jusqu'à l'épaule. »

Les raisons que donne ici Mme Lachapelle à l'appui de son opinion ne sont nullement convaincantes. Elles ne démontrent pas ce qu'elle veut prouver, à savoir, que la rapidité du travail dépend uniquement, ou presque uniquement, des contractions de la matrice. Elles prouvent tout au plus que ces contractions sont utiles à l'accouchement, ce que personne, que je sache, n'a jamais contesté. L'arrêt du travail tient, je l'ai dit, *principalement* à l'obstacle plus ou moins grand que la symphyse du pubis oppose à la descente de la tête, et non à l'inclinaison variable de celle-ci. Il suffit donc que, par suite d'un mouvement du fœtus, mouvement opéré par la femme ou par l'accoucheur, l'obstacle que la partie qui se présente trouve à la symphyse soit moins grand pour que le travail se termine tout à coup avec rapidité, sans que pour cela les contractions de la matrice aient été plus énergiques. Mme Lachapelle place la véritable cause de l'expulsion de l'enfant où elle n'est pas. Si les contractions utérines étaient les seules causes de la rapidité du travail, toutes les femmes qui ont de fortes contractions de la matrice accoucheraient vite, ce qui n'a pas lieu, il s'en faut, même dans les cas d'accouchement naturel.

Quant à l'argument tiré des exemples d'enclavement donnés par les auteurs et dans lesquels on a pu porter les doigts jusqu'à l'occipital, jusqu'au col de l'enfant, même jusqu'à l'épaule, je suis surpris qu'il ait été fait par une sage-femme qui a *trente années d'expérience*, et qui par cela même aurait dû savoir que, dans le plus grand nombre des cas, le prétendu enclavement n'a lieu qu'au moment de la contraction utérine, qui fait descendre la tête et la fait appuyer fortement contre la symphyse du pubis. Dans l'intervalle des contractions, au contraire, la tête s'éloigne du pubis et devient mobile dans l'excavation du bassin. Or, c'est justement cet instant qu'on choisit pour explorer les parties qui se

couchement *simple* ou *ordinaire* celui dans lequel il suffit d'attendre ou de presser avec le doigt indicateur sur la portion du fœtus qui se présente, et accouchement *compliqué* ou *extraordinaire* celui, au contraire, dans lequel il faut, avec le forceps ou la totalité de la main, se livrer à de longues et dangereuses manœuvres obstétricales.

présentent; est-il étonnant dès lors que le doigt puisse parcourir et toucher les diverses portions d'une tête en ce moment libre dans le bassin?

Si les mauvais raisonnements de Mme Lachapelle n'avaient de portée qu'au point de vue de la théorie des accouchements, je ne m'en occuperais guère; mais, par malheur, ils ont des conséquences pratiques bien autrement dangereuses. En posant en principe que la lenteur du travail ne tient pas généralement à la position, à l'enclavement (rencontre et contact réciproques des parties dures de la mère et de l'enfant), mais bien au défaut ou à la faiblesse des contractions utérines, Mme Lachapelle détourne les gens de l'art de la voie qu'ils devraient suivre pour arriver vite à la fin du travail. Au lieu d'enseigner, comme le faisaient les accoucheurs avant elle, qu'il faut avec les doigts manœuvrer pour changer, pendant les contractions utérines, la position vicieuse du fœtus, elle dit qu'il faut longtemps attendre que la nature, à l'aide de ses ressources, expulse le produit de la conception ; elle crée ainsi le *système de la temporisation.* Elle n'autorise les manœuvres, l'intervention de l'accoucheur, que quand une très-longue attente fera désespérer des efforts de la nature. A cette époque reculée elle conseille de faire la version de l'enfant ou d'appliquer ce forceps. Page 431, t. I, parlant des présentations du pariétal et des tentatives infructueuses faites pour redresser la tête dans ce cas, Mme Lachapelle termine ainsi : «Bref, si la mère ne peut se débarrasser elle-même, la version ou le forceps me semblent seuls requis. » Ainsi, *temporiser,* enfin, *intervenir avec de dangereux moyens,* voilà le résumé des conseils qu'elle donne. Tandis qu'on peut, à l'aide du doigt et d'une manœuvre non douloureuse et non dangereuse, avoir l'enfant sans temporiser ni employer ce que Mme Lachapelle nomme avec raison *des moyens violents.* Cette sage-femme a donc remplacé, par de plus mauvais, les principes donnés à cet égard par les accoucheurs qui l'avaient précédée. Je ne parlerai pas de ceux qui l'ont suivie ; ils n'ont fait que confirmer en tous points ce qu'elle a dit sur ce sujet dans son ouvrage publié en 1821. L'art des accouchements n'a donc, sous ce rapport, point fait un pas depuis lors, époque à laquelle il en avait fait un grand *en arrière.*

RÉSUMÉ.

Pratique actuelle. — Aujourd'hui les accoucheurs, dans l'accouchement naturel, c'est-à-dire dans dix-neuf accouchements sur vingt, n'aident pas la femme, ils la laissent se débarrasser, par ses *seuls efforts*, du fœtus qui est, disent-ils à tort, *on ne peut plus convenablement placé pour être expulsé par l'utérus ;* mais si après quelques heures de douleurs l'enfant n'est pas sorti, les accoucheurs le retirent du sein de la mère à l'aide du forceps ou de la version, qui consiste à introduire toute la main dans la matrice pour aller chercher les pieds de l'enfant et les amener au dehors.

Pratique ancienne. — Autrefois, jusqu'à il y a quarante ans à peine, les accoucheurs, dans l'accouchement naturel, aidaient la femme : à l'aide des doigts, ils empêchaient que la tête du fœtus ne prît une position vicieuse, ou ils amélioraient cette mauvaise position quand elle existait déjà, ce qui se voit très-fréquemment, disaient-ils avec raison. Par cette sage pratique, les anciens accoucheurs, dont je suis les bons exemples, prévenaient beaucoup de positions vicieuses pour lesquelles les praticiens d'aujourd'hui *attendent, appliquent le forceps* ou *font la version*, trois moyens qui ont laissé ou fait mourir des milliers de mères et d'enfants, auxquels les praticiens d'autrefois auraient sauvé la vie.

FIN.